Traditionelle Chinesische Medizin

Tinnitus in der TCM

Bei dir piepts wohl?

Wichtiger Hinweis für den Benutzer

Das Buch „Tinnitus in der TCM" dient dazu, sich mit der Thematik vertraut zu machen und die innere Struktur einer möglichen Therapie zu erkennen. Es eignet sich jedoch nicht dazu, sich autodidaktisch die Fähigkeiten anzueignen, um eigenverantwortlich zu therapieren. Das Buch kann deshalb eine qualifizierte Ausbildung oder die Anleitung eines erfahrenen Therapeuten nicht ersetzen. Es wird jedoch eine Hilfe beim Erlernen der Thematik darstellen.

Dieses Werk ist zudem urheberrechtlich geschützt. Jede Verwendung außerhalb der engen Grenzen des Urheberrechtsgesetzes ist ohne Zustimmung der Autoren unzulässig und strafbar. Das gilt insbesondere für die Vervielfältigung, Übersetzung, Mikroverfilmung und die Einspeicherung und Verarbeitung in elektronische Werke.

Zuschriften und Kritik bitte an:

THEWS Verlag für Naturheilkunde, Großwiesenstr. 16, 78591 Durchhausen

Produktionshinweis

Autor
Markus Ritz
Marika Jetelina

Titel
Tinnitus in der TCM
Bei dir piepts wohl
   1. Auflage, 2007
   2. Auflage, 2010
   3. Auflage, 2015

Verlag
Thews Verlag für Naturheilkunde
Großwiesenstraße 16
78591 Durchhausen

Web-Seite

www.franz-thews.de

ISBN 978-3-936456-37-0

Inhaltsverzeichnis

Produktionshinweis	Seite 2
Inhaltsverzeichnis	Seite 3
Vorwort	Seite 4
Grundlegendes	Seite 5
Redewendungen zum Tinnitus	Seite 7
Das Ohr in der TCM	Seite 8
Tinnitus aus Sicht der westlichen Medizin	Seite 9
Ursachen für Tinnitus aus Sicht der westlichen Medizin	Seite 11
Ursachen für Tinnitus gemäß TCM	Seite 16
Ohrenerkrankungen gemäß der TCM	Seite 23
Hitze / Feuer attackiert die Ohren	Seite 24
Nässe / Feuchtigkeit attackiert die Ohren	Seite 27
Nässe / Feuchtigkeit wandeln sich in Schleim und führen zu Tinnitus	Seite 29
Tinnitus gemäß der Traditionellen Chinesischen Medizin	Seite 33
Aufsteigendes Leber-Feuer führt zu Tinnitus	Seite 34
Aufsteigendes Leber-Yang führt zu Tinnitus	Seite 37
Schleim-Feuer führt zu Tinnitus	Seite 38
Schwäche des oberen Dreifach Erwärmers führt zu Tinnitus	Seite 41
Herz-Xue-Mangel führt zu Tinnitus	Seite 43
Nieren-Essenz-Mangel führt zu Tinnitus	Seite 45
Grundsätzliche Behandlung bei Tinnitus	Seite 48
Allgemeine Akupunkturpunkte bei Tinnitus	Seite 50
Ohrakupunktur bei Tinnitus	Seite 55
Praxisfälle	Seite 61
Literaturverzeichnis allgemein	Seite 70
Literaturverzeichnis – Gesamtübersicht	Seite 71
Literaturverzeichnis Thews-Verlag	Seite 78
Weitere Verlagsveröffentlichungen von Thews	Seite 80
Hör-CD-Verzeichnis Thews-Verlag	Seite 81
Die Autoren	Seite 83
Weitere Empfehlungen	Seite 84

Vorwort

Im Laufe der Praxistätigkeit ist eine Spezialisierung auf Krankheitsbilder, die schwer zu behandeln sind, oftmals nötig. Einfache Krankheitsbilder werden durch die entsprechenden Therapeuten oftmals ausreichend und zweckmäßig behandelt, bei schwierigen jedoch fehlt oft der geeignete Therapeut oder therapeutische Ansatz. Hierzu zählt unter anderem auch der Tinnitus.

Der Tinnitus stellt eine Erkrankung dar, für die es in der heutigen Zeit keine ausreichende Therapie gibt. Gerade der Schulmedizin mangelt es an Methoden, die Erfolge bringen. Es entstehen mittlerweile unzählige Selbsthilfegruppen, die nach den verschiedensten Therapierichtungen suchen, aber meist ohne grundlegenden Erfolg bleiben.

Gerade in dieser „Versorgungslücke" weist die Traditionelle Chinesische Medizin gute Erfolge auf. Sie ist im Stande die Ursache zu erkennen und daraufhin ein ganzheitliches Konzept zu erarbeiten.

Vor allem mit der Akupunktur sind die Erfolge als „GUT" zu bezeichnen.

Wir wünschen Ihnen viel Erfolg

Markus Ritz   Marika Jetelina

Grundlegendes

Die Klang- und Geräuschwelt hat sich in den letzten Jahrzehnten deutlich verändert. Waren früher die Geräusche eher natürlichen Unsprungs kommen heute viele Geräusche und Klänge aus der erschaffenen Welt der Menschen. Eine rcine Reizüberflutung der Ohren findet statt. Früher kam die Welt in der Nacht zur Ruhe, doch heute findet die Klang- und Geräuschverschmutzung zu allen Stunden statt. Wir meinen hier nicht den Lärm, der als Stresspegel dient. Nein – Geräusche und Klänge sind stetig hier. Selbst in der tiefen Nacht kann man das Summen der elektrischen Geräte, oder das Brummen der Autos von der nahen Straße hören.

Doch wo liegt das Problem?

Der Mensch lernt, zum Beispiel den visuellen Eindruck, durch das Schließen der Augen zu entgehen. Doch der Mensch lernt nicht, oder hat es verlernt, die Ohren zu schließen. Es ist nicht möglich mit aktiver Muskelkraft den Tragus in das Gehör zu ziehen. So treffen die Geräusche und Klänge immer auf das Ohr und werden dort verarbeitet. Früher diente der Klang oder das Geräusch als Warnhinweis, heute ist es jedoch oft störend.

In der letztendlichen Konsequenz müsste der Mensch taub werden um Ruhe zu haben oder zu finden. Doch da rührt sich etwas. Nicht die Taubheit, sondern das schlechte Hören macht den Menschen verrückt. Nein – plötzlich piept es im Ohr. Und zu allem Überfluss wird unabhängig von der Umwelt ein eigenes Geräusch erlebt und später irgendwie damit gelebt.

Das Ohr ist, wie die anderen Sinnesorgane auch, am Kopf platziert. Hier können die gewonnenen Informationen schnellstmöglich ins Gehirn gelangen und dort weiter verarbeitet werden.

Das Ohr ist somit ein wichtiges Organ, um sich in der Welt zu Recht zu finden. Früher musste schnellstmöglich auf Geräusche reagiert werden. Heute ist die akustische Information ebenfalls sehr wichtig. Das Gehörte dient als Basis für viele Entscheidungen.

Kommt es zu Erkrankungen des Ohres, so ist man somit „von wichtigen Informationsquellen abgeschnitten".

In der Naturheilkunde, insbesondere der psychologischen Seite, können auch Themen in Betracht gezogen werden, wie zum Beispiel:

- das möchte ich nicht hören
- willst du nicht hören, oder kannst du nicht hören
- da klingeln einem ja die Ohren

Somit sind auch psychische / emotionale Aspekte zu diskutieren, die beim Tinnitus eine Rolle spielen können.

Redewendungen zum Tinnitus

Zum Gehör und seinen Funktionen gibt es im Volksmund eine große Anzahl von Redewendungen.

- „du bist wohl schwerhörig"
- „kannst du mich hören?"
- „Ich will das nicht hören!"
- „Segelohren haben"
- „der hat riesige Lauscher"
- „bei dir piepts wohl"
- „mein stiller Freund"
- „der Mann im Ohr"
- „wer nicht hören will, muss fühlen"

Weiter gehen wir noch:

- „das Gras wachsen hören"
- „Das Ohr an der Wand, hört die eigene Schande"
- „ganz Ohr sein"
- „Ohren wie ein Luchs"
- „da muss man die Ohren / Lauscher aufsperren"
- „die Ohren spitzen"
- „die Ohren steif halten"
- „die Ohren nicht hängen lassen"
- „die Ohren auf Durchzug stellen"
- „lange / spitze Ohren machen"
- „seinen Ohren nicht trauen"
- „noch feucht hinter den Ohren"
- „Faustdick hinter den Ohren haben"

Es ließen sich noch weitere Redewendungen finden – kaum ein Sinnesorgan hat im Volke so viele Redewendungen hervor gebracht.

Zum Schluss noch diese Redewendung:

- „dein Wort in Gottes Ohr"

Das Ohr in der TCM

Das Ohr gehört in der Traditionellen Chinesischen Medizin zu den vier Öffnern

- Augen
- Nase
- Mund
- Ohren

somit sind mit dem Begriff „Öffner" die Sinnesorgane gemeint.

In der Traditionellen Chinesischen Medizin werden gerne Funktionsbeziehungen hergestellt. Kaum etwas wird isoliert, sondern immer in Beziehung zueinander betrachtet.

Es gibt eine Funktionsbeziehung der Ohren zu dem Zang Organ Niere. Zang Organe in der chinesischen Medizin werden oft als Yin- oder auch als Speicher Organe bezeichnet.

Die Öffner der Niere sind die Ohren

Es wäre jedoch im Rahmen der Traditionellen Chinesischen Medizin zu kurz gegriffen, bei der Entstehung von Tinnitus nur auf eine Nieren-Beziehung zu hoffen.

Tinnitus aus Sicht der westlichen Medizin

Ohrgeräusche, in medizinischen Kreisen als Tinnitus bezeichnet, zeigen sich in der täglichen Praxis oft therapieresistent.

Synonym

- Ohrensausen
- Tinnitus aurium

Das Wort Tinnitus kommt von dem lateinischen Wort „tinnire":

Dies bedeutet soviel wie:

- klingen oder tönen

Definition

Der Tinnitus stellt kein eigenständiges Krankheitsbild dar. Er stellt lediglich ein Symptom dar.

Es handelt sich hierbei um eine akut auftretende, anhaltende oder wiederkehrende subjektive Wahrnehmung eines Tons oder Geräusches ohne akustische Stimulation von Außen. Die Geräusche im Ohr können sehr verschieden sein.

Vor allem unterscheidet man

- rauschende
- klingelnde
- pfeifende

Geräusche im Ohr. Diese werden nur vom Patienten wahrgenommen und sind im Charakter und Intensität sehr variabel.

Häufigkeit der Erkrankung

Schätzungen zufolge hatten ca. 35 – 45% der Bevölkerung schon einmal ein Ohrgeräusch, das jedoch nur vorübergehend auftrat.

Der Tinnitus kann in jedem Alter auftreten und betrifft rund

- 5 – 7% der Erwachsenen
- Frauen häufiger als Männer

In Deutschland haben ca. 2,7 Millionen Menschen einen chronischen Tinnitus. Jedes Jahr erkranken ca. 340.000 an einem neuen akuten Tinnitus, der sich zu einem chronischen Stadium weiterentwickelt.

Zahlen gemäß Deutsche Tinnitus Liga, DTL

Die DTL hat im Rahmen eines Projektes folgende Werte ermittelt:

- ca. 19 Mio. Deutsche hatten schon einmal Ohrgeräusche
- ca. 2,7 Mio. Menschen leiden an chronischem Tinnitus
- ca. 1,5 Mio. Betroffene benötigten aufgrund der Stärke des Tinnitus therapeutische Hilfe

Von den Betroffenen haben

- 53% eine Hörminderung
- 44% eine Geräusch – Überempfindlichkeit

Einteilung

- akuter Tinnitus
    - bis zu drei Monate anhaltend
- subakuter Tinnitus
    - drei bis zwölf Monate anhaltend
- chronischer Tinnitus
    - länger als zwölf Monate anhaltend

Ursachen für Tinnitus aus Sicht der westlichen Medizin

Ursachen gemäß westlicher Medizin können unterschiedlich formuliert werden. Wie so oft kommt es auf eine exakte Differentialdiagnose an.

Gehörgang

- Verschluss des Gehörgangs durch
    - Ohrenschmalz
    - Fremdkörper
    - Exostosen

Innenohrschädigung

- Lärmbelastung
- Hörsturz
- Morbus Menière
- Otosklerose
- Infektionen des Innenohrs

Mittelohrerkrankungen

- Erguss der Paukenhöhle
    - akut
    - chronisch
- Tubenfunktionsstörungen
- Mittelohrentzündung
    - akut
    - rezidivierend
- Trommelfelldefekte
- Trommelfellunbeweglichkeiten

Minderdurchblutung des Ohrs

- Hypertonie
- Hypotonie
- Anämie
- Veränderungen der HWS

Zentrale Ursachen

- Hirntumor
- Hirnhautentzündung

Emotionale Ursachen

- Stress
- Überforderung
- Angst

Sonstige Ursachen

- Multiple Sklerose
- Akustikusneurinom
- Psychogen
- altersbedingte Schwerhörigkeit
- Medikamente
- Fehlstellungen
    - HWS
    - Kiefergelenk
    - Kopfgelenke

Symptome

Als Kardinalsymptom gilt das Ohrgeräusch. Dieses kann sehr unterschiedlich sein.

- Geräusch
    - pfeifen
    - rauschen
    - klingeln
    - brummen
    - sägen
    - summen
    - zischen

- Dauer
    - anhaltend
    - akut auftretend
    - intermittierend

- Charakter
    - anschwellend
    - abschwellend
    - hochfrequent
    - tief

Folgen von Tinnitus

Tinnitus kann die Lebensqualität im Wesentlichen negativ beeinflussen.

Deswegen gibt es häufig weiter Symptome, die sich aufgrund einer Tinnitus – Belastung entwickeln.

Diese sind:

- Schlafstörungen
- Angstzustände
- Depression

Zudem sind Menschen, die unter Tinnitus leiden, oft gereizt oder gestresst. Hier lässt sich nicht immer klar erkennen, ob der Tinnitus die Ursache oder eher die Folge von Stress ist.

Schulmedizinische Therapie

Die schulmedizinische Therapie hat unterschiedliche Behandlungsmethoden entwickelt.

- Glukokortikoide
- Blutverdünner
- hyperbare Sauerstofftherapie
- Infusionstherapie
- Psychotherapie
- Tinnitus-Masker
    - überdecken des Tinnitus durch ein Rauschen

Prognose gemäß Schulmedizin

Wie so oft kann im Rahmen der Prognose Folgendes formuliert werden:

- Nur wer schnell hilft, hilft wirklich

Je länger der Tinnitus anhält, desto schwieriger wird eine erfolgreiche Therapie.

akutes Stadium
- sehr gut

subakutes Stadium
- Heilung möglich

chronisches Stadium
- Heilung schwierig

Ursachen für Tinnitus gemäß Traditioneller Chinesischer Medizin

Die Ursachen für Tinnitus in der Traditionellen Chinesischren Medizin gehen weit über den medizinischen Bereich hinaus.

Allgemeine Betrachtung

- emotionale Belastung
- übermäßige sexuelle Aktivität
- Überarbeitung
- Alter
- Ernährung
- Schalltrauma

Spezielle Betrachtung

Gemäß der Traditionellen Chinesischen Medizin gilt es allgemein gesehen folgende Krankheitsursachen zu unterscheiden:

- sonstige pathogene Faktoren
- äußere pathogene Faktoren
- innere pathogene Faktoren

Neben den pathogenen Faktoren gibt es noch die chinesische Organthorie. Deswegen kann die Krankheitsursache auch in einem

- Zang-Fu-Muster

liegen.

Sonstige pathogene Faktoren

Als sonstige pathogene Faktoren werden besonders die Faktoren diskutiert, die sich weder bei den äußeren, noch bei den inneren pathogenen Faktoren eingliedern lassen. Hierbei können wir diese auf Chinesisch wie folgt definieren:

- Bu Nei Bu Wai Yin

Zu nennen sind hier:

- Trauma
    - Unfall
    - Gewalteinwirkung
    - Operation
    - psychisches Trauma
- schlechte Haltung über einen langen Zeitraum
- Überbelastung über einen langen Zeitraum

Ein Trauma jeglicher Art verursacht stets eine energetische Schwachstelle im Körper, an der das pathogene Qi eindringen kann. Kann der Körper dem nicht entgegen wirken, kommt es auf Dauer zur Beeinträchtigung der Zang Fu Organe.

Ferner können an einer energetischen Schwachstelle die äußeren pathogenen Faktoren, besonders Wind, Kälte, Hitze und Nässe, leicht eindringen und zu weiteren Krankheitsmustern führen.

Anmerkung

In Bezug auf das Ohr sei hier besonders auf das

- Knalltrauma

und die

- Lärmüberbelastung

hingewiesen.

Äußere pathogene Faktoren

Äußere pathogene Faktoren werden auch als

- klimatische Faktoren
- Umwelteinflüsse
- äußere Faktoren

bezeichnet.

Äußere pathogene Faktoren attackieren die Zang Fu Organe in der Traditionellen Chinesischen Medizin und es entstehen so die Krankheiten.

Als äußere pathogene Faktoren werden besonders kosmobiologische Einflüsse definiert.

Hierbei können wir die äußeren pathogenen Faktoren im Rahmen der Chinesischen Medizin wie folgt definieren:

- Liu Yin

Die pathogenen Faktoren sind:

- Wind, chinesisch Feng
- Kälte, chinesisch Han
- Hitze, chinesisch Re
- Sommerhitze, chinesisch Huo
- Nässe, chinesisch Shi
- Trockenheit, chinesisch Zao

Die pathogenen Faktoren können in Kombination auftreten. Besonders der Wind verbindet sich gerne mit

- Hitze

oder

- Kälte

Anmerkung

Damit der äußere pathogene Faktor eindringen kann, muss der Körper eine gewisse Bereitschaft signalisieren. Diese wäre vorhanden, wenn das körpereigene Abwehr System auf Chinesisch Wei-Qi in seiner Leistungsfähigkeit reduziert wäre.

Das Wei-Qi, in der deutschsprachigen Nomenklatur Abwehr-Qi, hat unter anderem die Aufgabe den Körper vor äußeren pathogenen Faktoren zu schützen.

Ist das Wei-Qi geschwächt, so dringen leicht äußere pathogene Faktoren ein.

In Bezug auf den Tinnitus finden sich in der Pathologie folgende äußeren pathogenen Faktoren:

- Hitze, chinesisch Re
- Nässe, chinesisch Shi

Damit diese eindringen können, bedienen sie sich dem Wind als Vehikel.

So müsste:

- Wind-Hitze
- Wind-Nässe

Diese wandeln sich im Laufe der Zeit in die pathogenen Faktoren

- Feuer, chinesisch Re oder Huo

oder zu

- Schleim, chinesisch Tan

um.

Schleim wird nicht zu den äußeren pathogenen Faktoren gezählt. Jedoch wird sich der äußere pathogene Faktor Nässe in Schleim umwandeln, falls die Nässe nicht transformiert wird.

Innere pathogene Faktoren

Innere pathogene Faktoren entsprechen den Zang Fu Mustern in der Traditionellen Chinesischen Medizin.

Als innere pathogene Faktoren werden insbesondere auch die Gefühle definiert. Hierbei können wir diese auf Chinesisch wie folgt definieren:

- Qi Qing

Die Emotionen werden in der Chinesischen Medizin zu den inneren pathogenen Faktoren gezählt. Diese können eine sehr deutliche Erkrankung der Zang Fu bewirken. Allerdings kann es bei einer Erkrankung der Zang Fu mit einer Beteiligung der Lebenssubstanzen auch zu einer emotionalen Beteiligung kommen.

Der chinesische Terminus „Qing", der die Emotionen repräsentiert, hat jedoch eine einschränkende und verengende Bedeutung im Sinne von pathologischer oder übersteigerter Gefühlsregung.

Die Grundaussage, welche Organe mit welchen emotionalen Aspekten in Verbindung zu bringen wären, ist zu finden im

So Quenn, 5. Kapitel:

Der Mensch hat fünf Organe, die fünf Energien enthalten und

- Freude
- Zorn
- Traurigkeit
- Ängstlichkeit
- Furcht

erzeugen.

Obwohl es fünf Zang Organe und Elemente gibt, werden wir in der Terminologie oftmals mit sieben Emotionen konfrontiert.

Die einzelnen emotionalen Aspekte des menschlichen Daseins werden wie folgt dargestellt:

- Angst, chinesisch Kong
- Wut, chinesisch Nu
- Freude, chinesisch Xi oder Le
- Sorgen, chinesisch Si
- Trauer, chinesisch Bei
- Kummer, chinesisch You
- Schreck, chinesisch Jing

Kapitel 5 der „Reinen Fragen" erläutert die Zusammenhänge folgend:

- Übermäßiger Zorn verletzt die Leber

Zorn führt dazu, dass Qi stagniert oder aufsteigt.

Als Beispiel sei hier der hochfrequente, pfeifende Tinnitus genannt, der bei Zorn oder Wut auftaucht.

Ähnlich einen kochenden Teekessel, „geht einer Person der Hut hoch" und der Kessel beginnt zu pfeifen.

Stress oder lang anhaltende emotionale Konflikte ohne Lösungsansatz wären Auslöser einer Leber-Disharmonie.

Wir können jedoch auch einmal die Milz betrachten. Bei übermäßigen Denkprozessen sammelt sich Qi an. Dies rührt daher, dass die umwandelnde Funktion der Milz gestört ist und sich somit Flüssigkeiten, Nässe und Feuchtigkeit ansammeln können. Weiterführend kann dies zu Schleim sowie Hitze führen.

- Nachdenklichkeit verletzt die Milz

Als Beispiel sei hier der Tinnitus genannt, der sich wie ein Insektensummen anhört, das durch die Ansammlung von Schleim und Hitze entsteht.

Anmerkung

Emotionale Faktoren erzeugen im Körper Hitze. Diese kann in der Folge das Blut angreifen.

Äußere pathogene Faktoren und Tinnitus

In Bezug auf die Pathologie des Tinnitus werden an dieser Stelle nur die beiden äußeren pathogenen Faktoren:

- Hitze / Feuer
- Nässe

diskutiert.

Hierbei kann sich Nässe im Verlauf einer chronischen Entwicklung in Schleim umwandeln.

Ohrenerkrankungen gemäß der Traditionellen Chinesischen Medizin

Einfach dargestellt können alle äußeren pathogenen Faktoren zu Ohrenerkrankungen führen.

Im Rahmen des Buches über Tinnitus sind jedoch nur zu diskutieren:

- Hitze / Feuer
- Hitze-Nässe

Wir sehen hier das Schriftzeichen für Hitze / Feuer. Stilistisch dargestellt sehen wir ein Feuer, welches nach oben lodert und die Funken fliegen links und rechts davon.

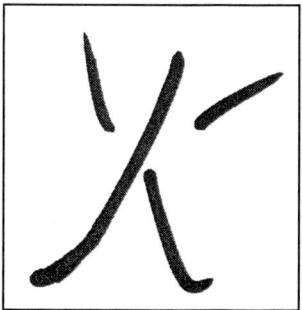

Hitze als pathogener Faktor macht Folgendes:
- Entzündung
- Rötung
- brennenden Schmerz

Nässe führt zu:
- Schwellung
- Absonderung

Hitze / Feuer attackiert die Ohren

Hitze oder Feuer, beide Begriffe werden in Texten auch synonym verwendet, können als äußerer pathogener Faktor das Ohr angreifen.

Hierbei wird sich meist die Hitze mit Wind verbinden und wir sehen das Muster:

- Wind-Hitze attackiert das Ohr

In manchen Büchern und anderen Autoren wird das Muster auch als:

- Hitze attackiert Leber- und Gallenblasen-Meridian
- Wind-Hitze attackiert Leber- und Gallenblasen-Meridian

Oft wird hier primär eine Otitis akuta dargestellt sein, welche als Begleitsymptom die Ohrgeräusche hervorbringt.

Synonym

- Entzündung

Grundsätzlich

- Yang Pathogen

Eigenschaften

Bei Wind-Hitze haben wir die klassischen Anzeichen einer Entzündung vor uns.

Allgemein

- Überwärmung
- Rötung
- entspricht einer Entzündung in der Schulmedizin

Speziell

- stört den Geist, chinesisch Shen
- zerstört die Struktur, chinesisch Yin
- zerstört die Körperflüssigkeiten, chinesisch Yin Ye
- macht das Blut wild, chinesisch Xue

Fallbeispiel

Jörg, 8 Jahre alt, hat eine massive Mittelohrentzündung. Diese bekommt er immer wieder einmal und ist deswegen schon öfters beim HNO Arzt gewesen. Diesmal sind seine Mutter und der Arzt jedoch etwas stärker beunruhigt, da Jörg neben den starken Entzündungsschmerzen auch intensive Ohrgeräusche entwickelt hat.

Charakter allgemein

Wind-Hitze hat ein gleichmäßiges Erscheinungsbild:

- plötzlich
- heftig
- akut
- oberflächlich
- stark
- brennend
- pochend
- fieberhaft
- schlimmer bei Wärme

Lang andauernde, extreme Hitze kann sich umwandeln zu

- Feuer

Dies bedeutet, dass die Deutlichkeit der Symptome zunimmt. So wie Feuer als Steigerung der Hitze zu deuten wäre.

Typische Erscheinungsbilder dieses Tinnitus sind

- Ohrgeräusche
    - laut
    - pfeifend
    - hochfrequent

Weitere Entwicklungsmöglichkeit in der Pathologie

Krankheitsbilder sind nicht statisch, dies können wir auch von der Traditionellen Chinesischen Medizin erwarten. So kann auf unterschiedliche Situation eingegangen werden.

Wind-Hitze verbindet sich oft mit Nässe zu

- Wind-Nässe-Hitze

Nässe / Feuchtigkeit attackiert die Ohren

Wie schon dargestellt. werden sich Wind-Hitze oft mit Nässe verbinden.

Auch hier beobachten wir ein akutes Krankheitsbild, jedoch aufgrund der Nässe mit einer starken Rezidivneigung.

Wir beobachten genau das gleiche Krankheitsbild wie bei Jörg, nur kommt jetzt etwas stärker die Schwellung des Trommelfells, also Ergussbildung hinzu. Des Weiteren kann es stark aus dem Gehörgang nässen.

Fallbeispiel

Sven, 7 Jahre alt, leidet seit frühester Kindheit an Mittelohrentzündungen mit Paukenerguss. Es wurden schon mal „Röhrchen gelegt", was auch in dieser Zeit half. Jedoch seit dem diese entfernt wurden, leidet Sven wieder an einer starker Schwerhörigkeit und bei der akuten Mittelohrentzündung an austretendem Sekret.

Nässe führt dazu, dass sich folgende Kardinalsymptome einstellen:

Nässe ist schwer
- Schwerhörigkeit

Nässe ist trüb
- Paukenerguss
- Absonderungen aus dem Ohr

Nässe klebt
- Ohren sind verklebt

Die pathogene Nässe / Feuchtigkeit führt in Beziehung zum Ohr oft zu nässendem Ohrsekret und Absonderungen aus dem Ohr.

Synonym

- Feuchtigkeit

Grundsätzlich

- Yin Pathogen

Eigenschaften

- verlangsamt den Fluss von Qi
- verlangsamt den Fluss von Xue
- ist trüb
- ist schwer
- klebt
- geht einher mit einer Milz Schwäche
- verlegt die Sinnesorgane
- verlegt die Meridiane

Charakter allgemein

- Schwellung
- Ödeme
- in der Tiefe
- mit Schwerhörigkeit
- mit Taubheitsgefühl

Spezifischer Charakter

Nässe entsteht durch eine Milz-Schwäche oder durch Exposition einer nassen, feuchten und regnerischen Umgebung.

Nässe / Feuchtigkeit wandeln sich in Schleim und führen zu Tinnitus

Es ist die chronische Weiterentwicklung der Nässeproblematik. Wird diese nicht konsequent therapiert, muss mit einer Verschlechterung der Symptome gerechnet werden. Hierbei kommt es dann zu entsprechenden Ohrengeräuschen.

Typisches Erscheinungsbild dieses Tinnitus sind

- Ohrgeräusche
    - Insektensummen
    - Grillen

Folgende schulmedizinische Diagnosen sind möglich:

- Taubheit
- Tinnitus
- Otosklerose

Fallbeispiel

Herr Maier, 48 Jahre alt, leidet seit geraumer Zeit an Schwerhörigkeit und Tinnitus.

Er hat folgende Grunderkrankungen:

- erhöhte Fettwerte
- Diabetes melitus, spritzt dreimal täglich
- erhöhter Blutdruck

Beruflich ist er sehr angespannt, immer im Stress. Aufgrund von unterschiedlichen Terminen und dem daraus folgenden unregelmäßigen Essen leidet er an dyspeptischen Beschwerden.

Der HNO – Arzt hat ihm ein Hörgerät empfohlen.
Der Hausarzt hat ihm eine Lebensumstellung mit strengem Ernährungsplan empfohlen.

Weitere allgemeine Ursachen für Ohrenerkrankungen

Aus Sicht der Traditionellen Chinesischen Medizin können weiter Differenzierungen getroffen werden:

- Ernährung
- Stress
    - Ungleichgewicht zwischen Belastung und Belastbarkeit

Falsche Ernährung

Isoliert betrachtet hat die Ernährung wohl kaum einen dominierenden Charakter auf Ohrenerkrankungen. Im Kontext jedoch zum allgemeinen Lebensstil kann die Ernährung jedoch eine wesentliche Rolle spielen. Besonders wenn vorher die Muster gemäß der Traditionellen Chinesischen Medizin definiert wurden.

Zu viel kalte Nahrungsmittel

Kalte Nahrungsmittel schwächen die Milz. Hier versteht sich die Milz nicht als Organ im westlichen Sinne, sondern als ein Muster gemäß der Traditionellen Chinesischen Medizin. Dadurch produziert die Milz nicht mehr genügend Qi und Blut. Hieraus resultiert ein Blut-Mangel.

Der Blut-Mangel ist eine häufige Ursache für Tinnitus.
Er ermöglicht das Eindringen äußerer pathogener Faktoren.

Kalte Nahrungsmittel sind zum Beispiel

- kalte Gtränke
- Eis
- Salat
- Rohkost

Zu viel nässe- und schleimproduzierende Nahrungsmittel

Diese schwächen ebenfalls die Milz. Zusätzlich fördern und erzeugen sie selbst Nässe bzw. Schleim im Körper.

Nässe produzierende Nahrungsmittel sind vor allem

- Milchprodukte

Zu viel „heiße" Nahrungsmittel

Heiße Nahrungsmittel erzeugen Hitze oder Feuer im Körper. Diese Hitze kann dann aufsteigen, ähnlich den Flammen eines Sonnwendfeuers.

Man findet dieses Phänomen bei einem Tinnitus, der pfeifend und hochfrequent ist.

Heiße Nahrungsmittel sind unter anderem

- Fettes
- Gebratenes
- Frittiertes
- Alkohol
- Scharfe Gewürze

Stress

Ungleichgewicht zwischen Belastung und Belastbarkeit, oft als Stress erkannt, führen zu Tinnitus.

Ein harmonisches Zusammenspiel zwischen Belastung und Belastbarkeit lässt Qi und Blut im Gleichgewicht fließen.

Ein Übermaß an

- körperlicher
- geistiger
- sexueller

Betätigung verbraucht Qi und kann darüber hinaus das Blut verletzen.

Ein Mangel an Qi und Blut wiederum hat eine Stagnation von Qi und Blut zufolge.

Der Terminus Blut, chinesisch Xue, wird hier im Kontext der Traditionellen Chinesischen Medizin definiert.

So Quenn, 3. Kapitel:

„Das ist eine der Ursachen der Erschöpfung der Essenz, chinesisch Jing".

Die Symptome sind folgende:

- Hörstörungen mit dem Gefühl, mit dem „dumpfen Geräusch des Wassers bei einem Dammbruch", oder mit „Wirbelbildung bei Hochwasser".
- eiskalte Gliedmaßen
- Sehstörungen

Tinnitus gemäß der Traditionellen Chinesischen Medizin

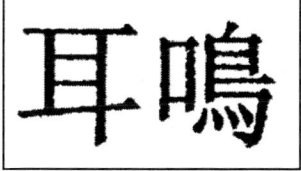

Tinnitus wird im chinesisch

- Er Ming

bezeichnet.

Symptome und deren Klassifizierung werden in der Traditionellen Chinesischen Medizin gerne als Muster / Syndrom bezeichnet.

Muster gemäß TCM

Wir kennen:

- Fülle Muster
- Leere Muster

Fülle Muster

Fülle Muster kommen von außen in den Körper hinein und haben oft einen Bezug zu den äußeren pathogenen Faktoren.

- aufsteigendes Leber-Feuer
- Schleim-Feuer

Leere Muster

Leere Muster entstehen im Körper und haben einen Bezug zu den Lebenssubstanzen.

- Schwäche des Qi des oberen Dreifach Erwärmers
- Herz-Xue-Mangel
- Nieren-Essenz-Mangel

Aufsteigendes Leber-Feuer führt zu Tinnitus

Aufsteigendes Leber-Feuer entsteht durch emotionale Anspannung ohne Lösungsansatz. Da wir Leber-Feuer diskutieren, wird bei diesem Muster / Syndrom der allgemeine Hitze / Feuer-Aspekt nicht weiter erläutert werden. Jedoch können wir davon ausgehen, dass bei einem speziellen Muster / Syndrom immer der allgemeine Aspekt vorhanden ist.

Fallbeispiel

Herr Rommheld leidet seit längerem an Tinnitus. Dieser ist akut, laut und für ihn unerträglich. Der Tinnitus ist nicht immer da, er hat auch durchaus Zeiten, wo er keine Probleme hat, aber dann – meist bei Stress hält er es kaum aus. Seine Frau meint zwar, er müsse sich nicht immer so aufregen, doch es platzt ihm schier der Schädel. Das sieht immer sehr schlimm aus, da der Kopf rot anläuft und die Schläfenarterien deutlich zu sehen sind. Der Tinnitus ist akut und laut.

Beruflich und privat hat er sehr viel Stress, fühlt sich auch oft unverstanden.

Allgemeine Symptome

- rotes Gesicht
- Schwindel
- Durst
- bitter Mundgeschmack
    - ganzen Tag
- Kopfschmerz
    - pochend
    - berstend
    - pulsierend
- wenig Urin
    - dunkel
    - konzentriert
- Obstipation
    - trockener Stuhl
    - Schafkot
    - Kotsteine

Leber-Feuer führt zu Tinnitus

- Tinnitus
    - plötzlicher Beginn
    - lautes, pfeifendes Geräusch
    - hohe Frequenz

- Hörleistung vermindert

Zungenbefund

Zungenkörper

- rot
- rote Ränder
- rote Pünktchen an den Rändern

Pulsbefund

- oberflächlich
- schnell

Therapieprinzip

- Leber-Feuer eliminieren
- Hitze beseitigen
- Yin schützen

Therapiekonzept

- Le 2, chinesisch Xing Jian
- 3E 5, chinesisch Wai Guan
- Di 4, chinesisch He Gu
- Di 11, chinesisch Qu Chi
- Gb 8, chinesisch Shua Gu
- 3E 17, chinesisch Yi Feng
- Gb 20, chinesisch Feng Shi

Le 2 3E 5	Gb 8 3E 17 Gb 20
Di 4 Di 11	

Aufsteigendes Leber-Yang führt zu Tinnitus

Wir beobachten hier das gleiche Krankheitsbild wie bei Leber-Feuer. Jedoch fehlt der rote Kopf, die roten Zungenränder. Es fehlen somit die Hitze-Zeichen.

Das Impulsive bleibt jedoch erhalten. Das aufsteigende Leber-Yang kann gut mit einem Choleriker dargestellt werden, der in die Luft geht, aber genauso schnell wieder runter kommt.

Anstatt Le 2, nehmen wir hier lieber den Akupunkturpunkt Le 3, chinesisch Tai Chong. Zudem sollte darauf geachtet werden die hemmenden Eigenschaften zu stärken.

Dies entspricht in der Traditionellen Chinesischen Medizin einem Yin-Aspekt.

Unterscheidung der Leber Muster

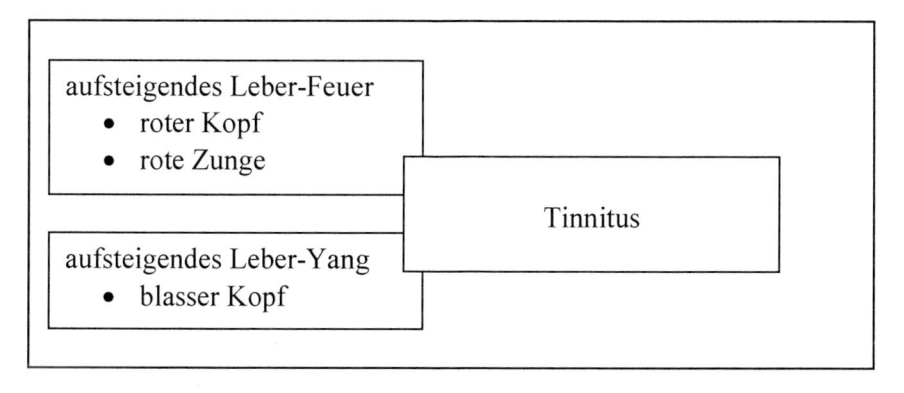

```
┌─────────────────────────────────────────────────────┐
│ ┌─────────────────────────┐                         │
│ │ aufsteigendes Leber-Feuer│                        │
│ │   • roter Kopf          │                         │
│ │   • rote Zunge          │ ┌─────────────────────┐ │
│ ├─────────────────────────┤ │      Tinnitus       │ │
│ │ aufsteigendes Leber-Yang│ │                     │ │
│ │   • blasser Kopf        │ └─────────────────────┘ │
│ └─────────────────────────┘                         │
└─────────────────────────────────────────────────────┘
```

Beim aufsteigenden Leber-Feuer hat der Patient einen roten Kopf. Feuer steigt hoch. Des Weiteren können weitere Hitze Symptome vorhanden sein.

Die Symptome beim aufsteigenden Leber-Yang sind ähnlich, jedoch ohne Hitze / Feuer-Symptome.

Schleim-Feuer führt zu Tinnitus

Aus dem äußeren pathogenen Faktor Nässe wird Schleim, dieser führt gemäß der Traditionellen Chinesischen Medizin zu Tinnitus oder Otosklerose.

Wir beobachten hier eine Vielzahl van Mustern:

- äußere pathogene Faktoren
    - Hitze
    - Nässe
- Schleim
- Milz Schwäche

Allgemeine Symptome

- rotes Gesicht
- Trockenheit von
    - Mund
    - Lippen
- Benommenheit
- Schwindelgefühl
- Druck im Thorax
- Expektorans
    - zäh
    - gelb
- Ruhelosigkeit
- Rastlosigkeit

Schleim-Feuer führt zu Tinnitus

- Tinnitus
    - Grillen
    - Insektensummen

- schlechtes Hörvermögen

Zungenbefund

Zungenkörper

- rot

Zungenbelag

- gelb
- klebrig
- eklig

Pulsbefund

- schlüpfrig
- beschleunigt

Therapieprinzip

- Nässe eliminieren
- Schleim eliminieren
- Hitze eliminieren
- Milz tonisieren
- Yin nähren

Therapiekonzept

Akupunktur

- KG 12, chinesisch Zhong Wan
- MP 6, chinesisch San Yin Jiao
- MP 9, chinesisch Yin Ling Quan
- Ma 36, chinesisch Zu San Li
- Di 4, chinesisch He Gu
- Di 11, chinesisch Qu Chi
- Gb 8, chinesisch Shuai Gu
- Bl 20, chinesisch Pi Shu

KG 12		Ma 36
Di 4	MP 6	Gb 8
Di 11	MP 9	

Allgemeine Ernährungsempfehlung

Meiden Sie:

- Milchprodukte
- Gebratenes
- Fettes

Allgemeine Verhaltensratschläge

Da Tinnitus immer in Beziehung zum Leben und dessen Umständen steht, sollten die Ursachen neben dem medizinischen Bereich auch in den Lebensumständen gesucht werden.

Da dies oft zu schwer ist, gibt es einen einfacheren Weg:

- Lebensumstände ändern

Schwäche des oberen Dreifach Erwärmers führt zu Tinnitus

Dieses Muster entspricht im Großen und Ganzen einer Lungen-Qi-Schwäche. Hierbei kann sich nicht entsprechend das Qi ausbreiten. Der Tinnitus ist eher leise und von sehr milder Qualität.

Fallbeispiel

Maria, 24 Jahre alt, kommt in die Praxis wegen milden Ohrgeräuschen. Sie fühlt sich insgesamt sehr müde und kraftlos. War als Kind immer krank, meist nichts Ernstes, jedoch immer infektanfällig. Ihre Stimme ist eher schwach und leise. Maria geht kaum fort, da sie die schlechte Luft in Gaststätten oder Discos nicht verträgt.

Allgemeine Symptome

Qi Mangel
- Müdigkeit
- Lustlosigkeit
- Antriebslosigkeit
- blasse Haut

Lungen-Qi-Mangel
- Stimme
    - leise
    - schwach
    - schnell erschöpft
- Infektneigung
    - chronisch
- Husten
- Dyspnoe
- spontanes Schwitzen

Schwäche des oberen Dreifach Erwärmers führt zu Tinnitus

Tinnitus
- mild
- leise
- intermittierend
- schleichernder Beginn

Zungenbefund

Zungenkörper

- blass

Pulsbefund

- tief
- schwach
- leer

Therapieprinzip

- Qi stärken
- Lungen-Qi stärken
- Thorax-Qi stärken

Therapiekonzept

- Lu 9, chinesisch Tai Yuan
- Ma 36, chinesisch Zu San Li
- KG 6, chinesisch Qi Hai
- Bl 13, chinesisch Fei Shu
- KG 17, chinesisch Tan Zhong
- LG 20, chinesisch Bai Hui

Lokale Akupunkturpunkte bei Tinnitus

- Gb 2, chinesisch Ting Hui
- Dü 19, chinesisch Ting Gong
- 3E 21, chinesisch Er Men

Lu 9 Ma 36	
KG 6 KG 17	Bl 13 LG 20

Herz-Xue-Mangel führt zu Tinnitus

Der Herz-Blut-Mangel entwickelt sich aus einem allgemeinen Blut-Mangel heraus. Der Blut-Mangel geht meist auf eine Milz-Schwäche zurück. Wir kennen hier eine Redewendung in der Traditionellen Chinesischen Medizin:

> Die Milz ist die Mutter von Blut, chinesisch Xue

Fallbeispiel

Sonja Mayer, 34 Jahre, leidet an Tinnitus. Neben dem Ohrengeräusch leidet sie noch an trockener Haut. In den letzten Monaten hat sie beobachtet, dass ihre Augen schlechter werden. Na ja meinte sie, ab 30 wird man halt alt.

Allgemeine Symptome

- stumpf-blasses Gesicht
- Schwindelgefühl
- Mouches volantes
- Palpitationen
- Schwäche
- Müdigkeit

Herz-Xue-Mangel führt zu Tinnitus

- Tinnitus
    - tiefer Ton
    - allmählicher Krankheitsbeginn
    - intermittierend

- Hörvermögen <u>nicht</u> reduziert

Zungenbefund

Zungenkörper

- blass

Pulsbefund

- hohl

Therapieprinzip

- Xue nähren
- Herz-Xue tonisieren
- Milz tonisieren

Therapiekonzept

- He 7, chinesisch Shen Men
- MP 6, chinesisch San Yin Jiao
- Ma 36, chinesisch Zu San Li
- Bl 17, chinesisch Ge Shu
- Bl 18, chinesisch Gan Shu
- Bl 20, chinesisch Pi Shu

Lokale Akupunkturpunkte bei Tinnitus

- Gb 2, chinesisch Ting Hui
- Dü 19, chinesisch Ting Gong
- 3E 21, chinesisch Er Men

He 7	Bl 17
MP 6 Ma 36	Bl 18 Bl 20

Nieren-Essenz-Mangel führt zu Tinnitus

Essenz Mangel steht im Kontext zu Alterungsprozessen. Die Essenz wird in der Traditionellen Chinesischen Medizin in der Niere gespeichert, deswegen haben wir hier auch ein Nieren-Muster vor uns.

Fallbeispiel

Seit vielen Jahren schon hat Herr Sonntag die Ohrengeräusche. Er nennt sie gerne den stillen Freund. Normalerweise hört er die Geräusche nicht, nur wenn die Umgebungsgeräusche leiser werden, kommt sein Tinnitus. Wie Blätterrauschen werden diese beschrieben. Er hat sich angewöhnt immer ein Radio oder den Fernseher laufen zu lassen, so hört er das Geräusch nicht. Seine Hörleistung hat etwas nachgelassen, das stört aber nicht weiter.

Allgemeine Symptome

- Müdigkeit
- Rückenschmerzen
- schwache untere Extremität
- Verminderung der Libido
- Schwindelgefühl
- Leereempfindung im Kopf
- schlechtes Erinnerungsvermögen
- Gedächtnisstörungen
- unscharfes Sehen

Nieren-Essenz-Mangel führt zu Tinnitus

- Tinnitus
    - schleichender Beginn
    - leises Geräusch
    - wie Wasserplätschern
    - tagsüber besser
    - nachts schlechter
    - durch Druck aufs Ohr besser

- Hörvermögen reduziert

Zungenbefund

- blass, bei Nieren-Yang-Mangel
- rot, bei Nieren-Yin-Mangel

Pulsbefund

- tief, schwach, langsam, bei Yang-Mangel
- oberflächlich, beschleunigt, bei Yin-Mangel

Therapieprinzip

- Niere tonisieren
- Essenz stärken

Therapiekonzept

- Ni 3, chinesisch Tai Xi
- Bl 23, chinesisch Shen Shu
- LG 4, chinesisch Ming Men

Lokale Akupunkturpunkte bei Tinnitus

- Gb 2, chinesisch Ting Hui
- Dü 19, chinesisch Ting Gong
- 3E 21, chinesisch Er Men

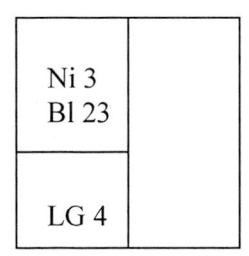

Ni 3 Bl 23	
LG 4	

So Quenn, 3. Kapitel

Bei dieser Krankheit ist die Essenz, chinesisch Jing geschädigt:

Es kann nicht mehr die Körperöffnungen

- Augen und Ohren
- und die vier Extremitäten

erreichen.

Daher kommt es zu:

- eiskalten Gliedmaßen
- Schwindel
- Ohrensausen

Grundsätzliche Behandlung bei Tinnitus

In der Traditionellen Chinesischen Medizin gibt es eine sehr alte und bewährte Kombination.

Diese Kombination wird gerne als:

- vier Öffner

bezeichnet.

Als Synonyme wird in der Literatur oft:

- vier Ärzte-Nadel
- vier Pforten

genannt.

Als Öffner werden die Sinnesorgane bezeichnet. Diese sind:

- Augen
- Ohren
- Nase
- Mund

Letztendlich auch das Gehirn, welches diese Sinneseindrücke verarbeitet. Die Wirkung geht über den körperlichen Aspekt hinaus. Die Punktekombination kann als:

- psycho-somatische

Kombination gewertet werden.

In Bezug auf die Ohren lassen sich

- Tinnitus

und andere Erkrankungen der Ohren, mit psycho-somatischem Charakter diskutieren.

Diese lassen sich wie folgt definieren:

- nicht mehr hören wollen
- nicht mehr hören können
- die Ohren vor der Wahrheit verschließen
- du musst auch einmal hinhören

Oft lassen sich Konzepte in der Traditionellen Chinesischen Medizin nicht auf das rcine somatische Geschehen reduzieren. Dieses ist bei den vier Öffnern ebenfalls der Fall.

Die vier Öffner sind:

- Di 4, Chinesisch He Gu
- Le 3, Chinesisch Tai Chong

Grundsätzlich kann diese Kombination immer als Begleittherapie zu anderen therapeutischen Maßnahmen eingesetzt werden. Sollten sie jedoch im Rahmen der Akupunktur arbeiten, wäre es grundsätzlich wünschenswert das zugrunde liegende Muster bei Tinnitus zu eruieren.

Therapeutische Hierarchie

Der Therapeut kann somit nach seinen individuellen Wissensstand auf die Erkrankung eingehen.

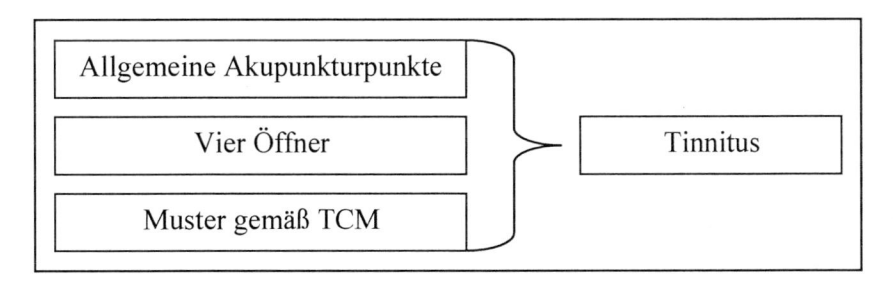

Allgemeine Akupunkturpunkte	
Vier Öffner	Tinnitus
Muster gemäß TCM	

Allgemeine Akupunkturpunkte bei Tinnitus

Grundsätzlich kann auch ohne Muster-Definition Akupunktur durchgeführt werden. Hier gibt es zwei grundsätzliche Möglichkeiten, über

- Nah-Punkte
- Fern-Punkte

zu gehen.

Nahpunkte werden meist bei chronischen Fällen gestochen. Oftmals führt der Therapeut eine Aku-Injektion durch.

Fern-Punkte nimmt man gerne bei chronischen Geschehen, das heißt, der Tinnitus besteht schon über Jahre.

Dü 19, chinesisch Ting Gong

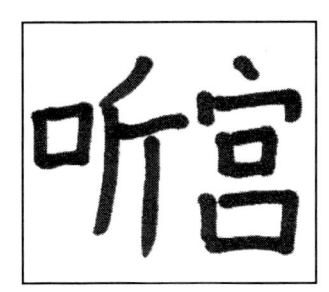

听宫

Als lokaler Akupunkturpunkt findet er oft bei chronischem Tinnitus Verwendung.

Funktion

- tonisiert die Ohren

Indikationen

- Ohrerkrankungen
- Tinnitus

3E 5, chinesisch Wai Guan

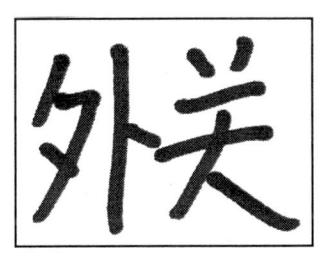

Als Fernpunkt kann er bei akuten Ohrenerkrankungen vom Fülle-Typ eingesetzt werden.

Funktion

- eliminiert Wind
- eliminiert Hitze
- eliminiert Kälte
- eliminiert Nässe
- unterdrückt aufsteigendes Leber-Yang
- unterstützt das Ohr
- öffnet die Oberfläche
- reguliert das Shao Yang

Indikationen

- Ohrerkrankungen
- Tinnitus

3E 17, chinesisch Yi Feng

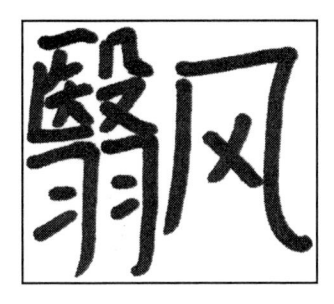

Als lokaler Akupunkturpunkt findet er oft bei chronischem Tinnitus Verwendung, insbesondere wenn der Processus mastoideus druckdolend ist.

Funktion

- vertreibt Wind
- unterstützt die Ohren

Indikationen

- Ohrerkrankungen
- Tinnitus

3E 21, chinesisch Er Men

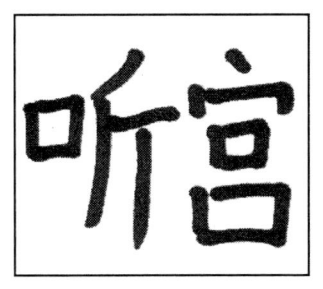

Als lokaler Akupunkturpunkt findet er oft bei chronischem Tinnitus Verwendung. Er kann auch bei Fülle-Mustern von aufsteigendem Leber-Yang Verwendung finden.

Funktion

- tonisiert die Ohren
- beseitigt aufsteigendes Leber-Yang

Indikationen

- Ohrerkrankungen
- Tinnitus

Gb 2, chinesisch Ting Hui

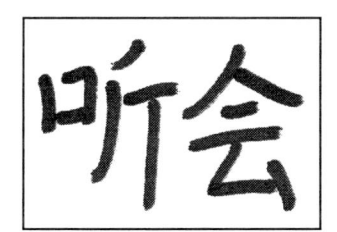

听会

Als lokaler Akupunkturpunkt findet er oft bei chronischem Tinnitus Verwendung.

Funktion

- beseitigt Obstruktionen des Meridians
- unterstützt die Ohren
- eliminiert äußeren Wind

Indikationen

- Ohrerkrankungen
- Tinnitus

Gb 8, chinesisch Shuai Gu

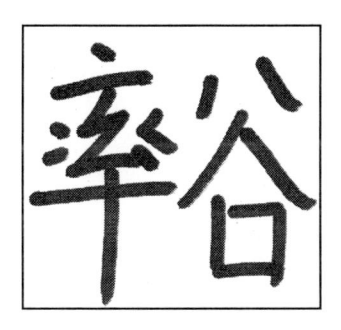

率谷

Als lokaler Akupunkturpunkt findet er oft bei chronischem Tinnitus Verwendung.

Funktion

- eliminiert Wind
- eliminiert Nässe

Indikationen

- Tinnitus
- alkoholinduzierte Erkrankungen

Gb 20, chinesisch Feng Chi

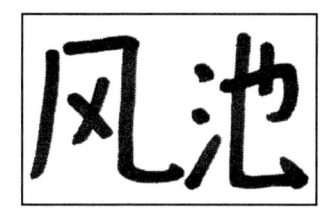

Dieser Akupunkturpunkt findet bei akuten Ohrenschmerzen und Tinnitus vom Fülle-Typ Verwendung, meist bei Wind-Hitze.

Funktion

- eliminiert Wind
- eliminiert Hitze
- besänftigt aufsteigendes Leber-Yang

Indikationen

- Ohrerkrankungen
- Tinnitus

Gb 39, chinesisch Xuan Zhong

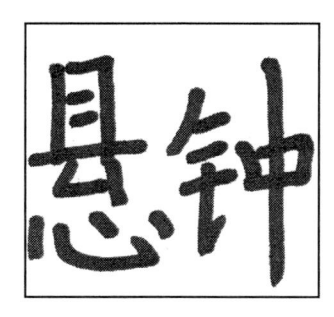

Als Fernpunkt findet der Akupunkturpunkte meist bei chronischem Tinnitus Verwendung, meist bei Nieren-Muster.

Qualifikation

- Hui-Punkt des Markes

Funktion

- unterstützt die Essenz
- nährt das Mark
- eliminiert inneren Wind
- beseitigt Obstruktion des Shao Yang

Indikationen

- chronische Ohrerkrankungen
- Tinnitus

Ohrakupunktur bei Tinnitus

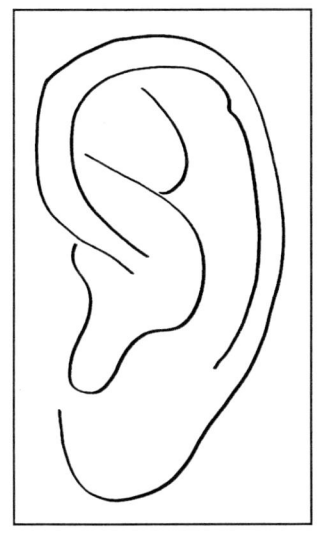

Wir kennen unterschiedliche Stilrichtungen in der Ohrakupunktur.

- französische
- chinesische
- russische
- Wiener

Zur Behandlung der sexuellen Störungen der Frau dürfte die französische Ohrakupunktur führend sein. Hierbei müssen die Ohren nicht gestochen werden, sondern es kann ein Kugel-Druck-Pflaster aufgeklebt werden.
Somit eignet sich die Ohrakupunktur perfekt als Begleittherapie zur Körperakupunktur.

Der Therapeut kann die Ohrpunkte individuell in ein Konzept einbauen und diese entsprechend manipulieren.

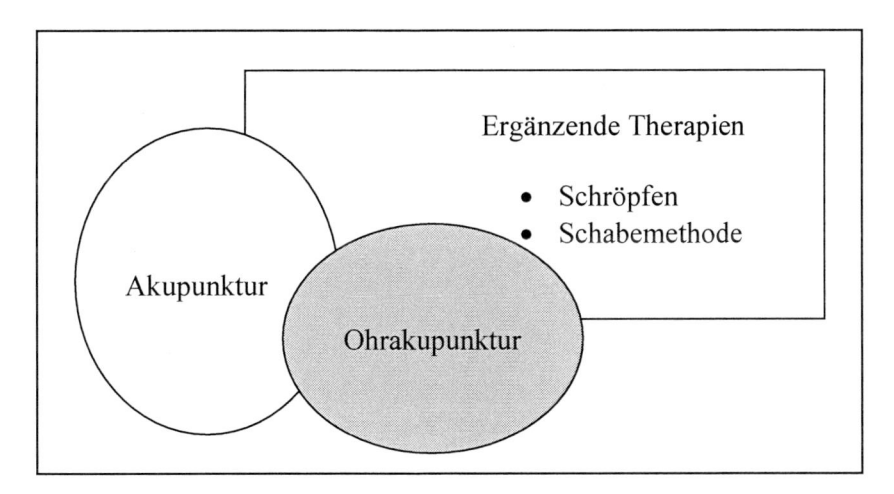

Ergänzende Therapien

- Schröpfen
- Schabemethode

Akupunktur

Ohrakupunktur

Die Ohrakupunktur kann bei Tinnitus als Begleittherapie sehr wirksam sein. Insbesondere wenn der Tinnitus nicht primär auf das Ohr zurückgeht. So kann die Ohrakupunktur Hilfe verschaffen bei stressinduzierten Tinnitus, oder bei genereller Anspannung. Hielfreich wäre die Ohrakupunktur auch bei Bluthochdruck, welcher zu Tinnitus führt.

Point Zero

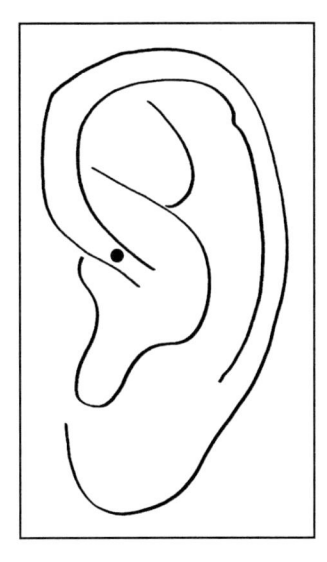

In der französischen Ohrakupunktur ist dies der Null-Punkt oder Point Zero, in der chinesischen Stilrichtung heißt dieser Ohrpunkt 82.

Dieser Akupunkturpunkt entspricht dem Solar Plexus, dem Sonnengeflecht und kann bei nervösen Störungen der inneren Organe eingesetzt werden:

- nervöse Atemstörung
- nervöse Herzstörungen
- nervöser Magen
- nervöser Darm
- nervöse Blase

In Beziehung zum Tinnitus ist der Ohrpunkt dann einzusetzen, wenn Stress oder Ähnliches zum Tinnitus führt.

Frustrationspunkt

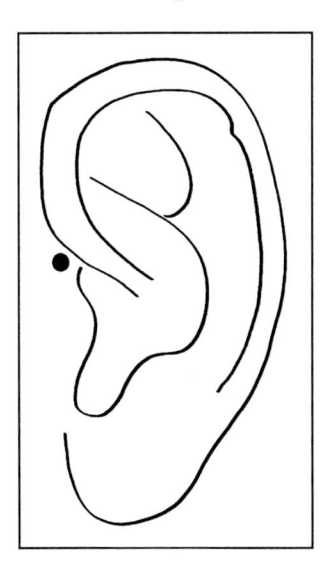

Der Frustrationspunkt ist angezeigt, wenn Frustration einen bedeutenden Stellenwert im Krankheitsgeschehen hat.

In Beziehung zu den sexuellen Störungen ist Frustration oftmals mitbeteiligt.

Frustration
- im Beruf
- im Alltag
- in der Beziehung
- in der Sexualität
- mit der Erwartungshaltung

In Beziehung zum Tinnitus ist der Ohrpunkt dann einzusetzen, wenn Frustration oder Ähnliches zum Tinnitus führt.

Point de Jerome

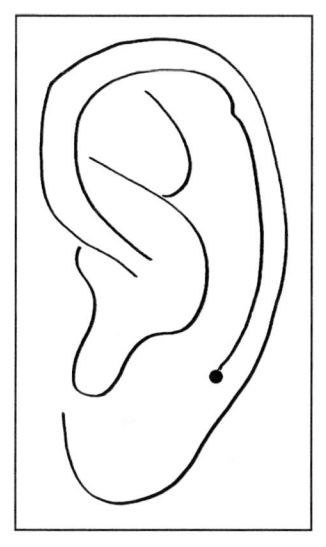

Der allgemeine Entspannungspunkt gibt in seinem Namen schon seine Hauptwirkung wieder:

Entspannung auf unterschiedlicher Ebene
- mental
- emotional
- somatisch

Er kann bei Verspannungszuständen unterschiedlicher Natur eingesetzt werden. Verwendung findet er zum seelischen Ausgleich und kann deswegen bei Tinnitus Verwendung finden.

Es ist der Ohrpunkt der Wahl, bei Anspannung auf unterschiedlichen Ebenen.

Anti-Depressionspunkt

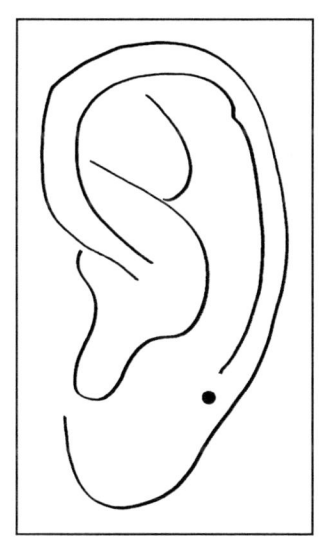

Der Anti-Depressionspunkt gibt in seinem Namen schon seine Hauptwirkung wieder.

Er wirkt bei:
- depressiver Verstimmung
- negativem Denken
- Melancholie

Dieser Akupunkturpunkt hat eine leicht aufhellende Wirkung. Er führt zur neuen Lebensfreude und einer -qualität. Aktivitäten können wieder genossen werden, so zum Beispiel auch bei Tinnitus.

Der Ohrpunkt der Wahl, falls Tinnitus zu depressiver Verstimmung führt.

Ohrpunkt 9, Innenohr

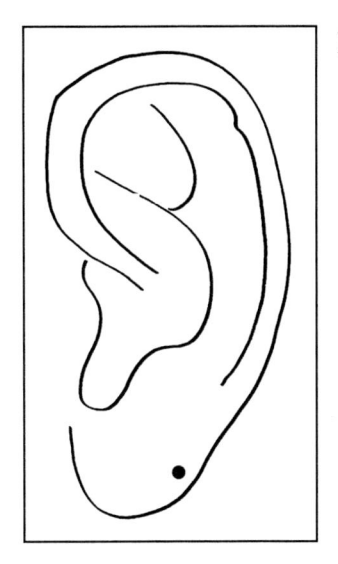

Der Ohrpunkt „Innenohr" findet Verwendung bei:

- Schwerhörigkeit
- Schwindel
- Tinnitus

Ohrpunkt 20, äußeres Ohr

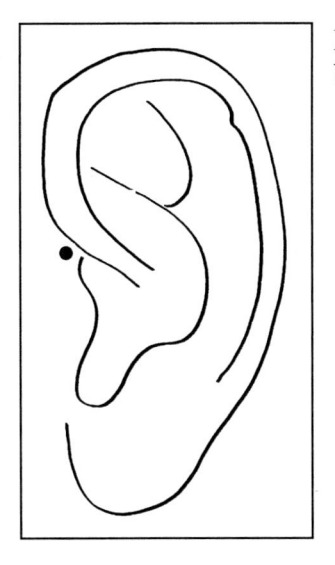

Der Ohrpunkt „Äußeres Ohr" findet Verwendung bei:

- Entzündungen des äußeren Ohres
- Schwerhörigkeit
- Tinnitus

Anmerkung

Sowohl der Ohrpunkt 9, als auch der Ohrpunkt 20 kommen relativ selten zum Einsatz. In der internationalen Literatur zur Ohrakupunktur werden auch andere Lokalisationen / Positionen dargestellt.

Ohrpunkt 51, Vegetativum

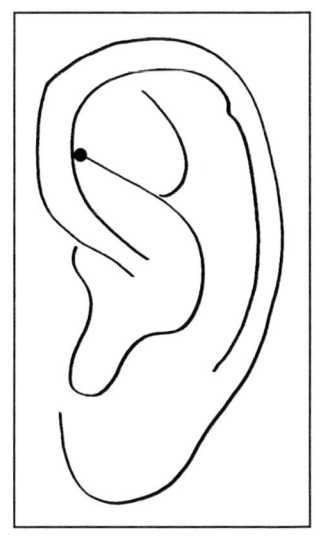

Dies ist der Ohrpunkt der Wahl in der chinesischen Ohrakupunktur bei vegetativ überlagerten Störungen:
- Magen
- Darm
- Herz
- Blase
- Uterus

sozusagen bei schwachen Nerven.

Er kann auch eingesetzt werden bei:

- nervösen Störungen

Er findet als Ohrpunkt beim vegetativ überlagerten Ohrengeräusche oft Verwendung.

Ohrpunkt 59, „Blutdrucksenkender Punkt"

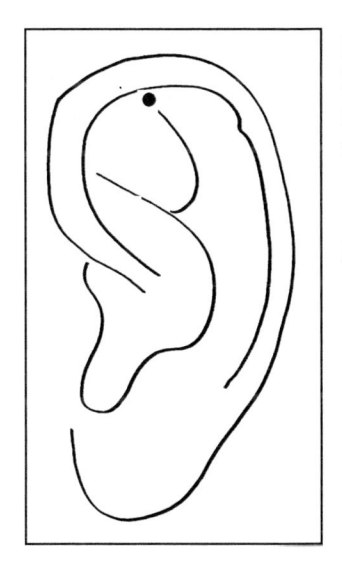

Der Ohrpunkt 59 findet Verwendung um den Blutdruck zuverlässig zu senken. Sollte der Tinnitus mit erhöhtem Blutdruck einhergehen, wäre dies der Ohrpunkt der Wahl.

Der Ohrpunkt ist geeignet für:

- Tinnitus

Ohrpunkt 95, Niere

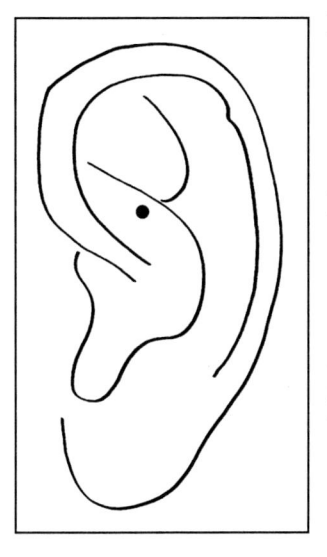

Die Nieren sind der Öffner für die Ohren
- Alterungsprozesse
- Klimakterium
- Rückenschmerzen

Im Einzelnen

- Die Niere im Kontext zu den Ohren in der chinesischen Medizin.

Insbesondere bei chronischen Ohrenerkrankungen kann über den Ohrpunkt behandelt werden:

- Tinnitus
- Schwerhörigkeit

Praxisfälle

Anschließend werden einige Praxisfälle vorgestellt, damit sie ihr Wissen überprüfen können.

Praxisfälle, die auf das Wesentliche konzentriert wurden, können ihnen helfen die Quintessenz zu destillieren und schärfen den Blick für das Wesentliche.

Sollten Sie Schwierigkeiten haben, den Fall zu lösen, schauen sie im entsprechenden Kapitel nach und arbeiten sie das Muster nochmals aus.

Es werden folgende Patienten mit Tinnitus diskutiert:

- Herr Bai, 49 Jahre
- Herr Xin, 65 Jahre
- Frau Mi, 80 Jahre
- Frau Bai, 35 Jahre

Herr Bai, 49 Jahre alt, klagt über

- Tinnitus, der seit 5 Monaten vorhanden ist.

Am Anfang war der Tinnitus wie Maschinengeräusch, doch nun ist er

- hoch pfeifend
- laut

und linksseitig lokalisiert.

Weitere Beschwerden bestehen nicht, außer vielleicht ein

- leichter Schwindel

Bei

- emotionaler Belastung
- Stress bei der Arbeit

wird der Tinnitus stärker.

Das Gehör ist nicht eingeschränkt.

Der Patient ist

- starker Raucher
- isst sehr viel Süßigkeiten
- nimmt regelmäßig auch Medikamente ein (nach CA – OP).

Die Zunge ist

- dünn
- blass-rot
- mit Belag, der in der Mitte gelblich scheint

Der Puls ist

- dünn
- leicht gespannt
- etwas schneller

Muster gemäß TCM

- aufsteigendes Leber-Feuer

Therapiekonzept

- Leber-Feuer besänftigen
- Hitze eliminieren
- Yin schützen

Therapiekonzept

- Le 2, chinesisch Xing Jian
- Di 4, chinesisch He Gu
- Di 11, chinesisch Qu Chi
- Gb 34, chineisisch Yang Ling Quan
- 3E 5, chinesisch Wai Guan
- MP 6, chinesisch San Yin Jiao
- Ni 3, chinesisch Tai Xi

Le 2	Gb 34 3E 5
Di 4 Di 11	MP 6 Ni 3

Herr Xin, 65 Jahre, kommt zu ihnen in die Praxis.

Er ist

- übergewichtig
- leidet unter Bluthochdruck
- Druckgefühl im Thoraxbereich

Hauptsächlich jedoch klagt er über

- Tinnitus,

der seit Monaten besteht und auf Dauer gesehen immer stärker wird. Er hat das Gefühl, ein

- Insektensummen

zu hören.

Ferner ist sein

- Hörvermögen schlechter geworden

Die Zunge ist

- geschwollen
- rot

und hat einen

- ekeligen
- schmierigen
- gelben

Zungenbelag

Der Puls ist

- schlüpfrig
- beschleunigt

Muster gemäß TCM

- Schleim-Feuer attackiert das Ohr

Therapieprinzip

- Nässe eliminieren
- Schleim auflösen
- Hitze beseitigen

Therapiekonzept

- KG 12, chinesisch Zhong Wan
- KG 9, chinesisch Shui Fen
- Gb 8, chinesisch Shuai Gu
- Di 4, chinesisch He Gu
- Di 11, chinesisch Qu Chi
- MP 6, chinesisch San Yin Jiao
- MP 9, chinesisch Yin Ling Quan
- Bl 20, chinesisch Pi Shu
- Bl 23, chiesisch Shen Shu

KG 12 KG 9 Gb 8		Bl 20 Bl 23
Di 4 Di 11	MP 6 MP 9	

Frau Mi, 80 Jahre, klagt über

- Tinnitus.

Er hat sich über die Jahre hinweg verstärkt. Er ist

- wie Wasserplätschern
- leise

Die

- Hörleistung ist reduziert

Weitere Symptome

- dumpfer Rückenschmerz
- schlechtes Gedächtnis.

Der Zungenbefund ist

- blass
- gedunsen
- feucht

Der Puls ist

- tief
- schwach

Muster gemäß TCM

- Nieren-Essenz-Schwäche

Therapieprinzip

- Essenz stärken
- Niere tonisieren

Therapiekonzept

- Ni 3. chinesisch Tai Xi
- Bl 23, chinesisch Shen Shu
- LG 4, chinesisch Ming Men

Ni 3 Bl 23	
LG 4	

Frau Bai, 35 Jahre

Sie leidet seit zwei Monaten an

- Tinnitus

Die Geräusche sind nicht immer da, sondern

- intermittierend

Der

- Ton ist tief

Weiterhin leidet sie an

- trockener Haut
- Palpitationen
- Mouches volantes
- orthostatischer Schwindel

Muster gemäß TCM

- Herz-Xue-Mangel

Therapieprinzip

- Herz-Xue stärken
- Milz tonisieren

Therapiekonzept

- He 7, chinesisch Shen Shu
- MP 6, chinesisch San Yin Jiao
- Ma 36, chinesisch Zu San Li
- Bl 15, chinesisch Xin Shu
- Bl 20, chinesisch Pi Shu

He 7	
MP 6 Ma 36	Bl 15 Bl 20

Literaturverzeichnis allgemein

Mitschrift der Ausbildung „Akupunktur nach Thews" (Franz Thews)
„Die Grundlagen der Chinesischen Medizin" (Giovanni Maciocia)
„Die Praxis der Chinesischen Medizin" (Giovanni Maciocia)
„Akupunktur in der Behandlung von Kindern" (Julian Scott / Teresa Barlow)

Literaturverzeichnis - Gesamtübersicht

TCM Literatur, allgemein

Name des Autors	Titel	Verlag	ISBN
Kuang Peigen und Wei Yuanping	Akupunkturbehandlung bei neurologischen Erkrankungen	Verlag für TCM	3-927344-01-X
Julian Scott und Teresa Barlow	Akupunktur in der Behandlung von Kindern	Verlag für Ganzheitliche Medizin	3-927344-23-0
Focks und Hillenbrand	Leitfaden Chinesische Medizin	Urban & Fischer	3-437-56481-1
Udo Lorenz / Andreas Noll	Wandlungsphase Holz Wandlungsphase Metall Wandlungsphase Erde Wandlungsphase Feuer Wandlungsphase Wasser	Verlag Müller & Steinicke	3-87569-110-5 3-87569-111-3 3-87569-114-8 3-87569-116-4 3-87569-118-0
Jeremy Ross	Zang Fu	ML-Verlag	3-88136-155-3
J. Kleber	Traditionelle Chinesische Medizin	Müller & Steinicke München	3-87569-015-X
G. Macioccia	Die Grundlagen der chinesischen Medizin Die Praxis der chinesischen Medizin	Verlag für Ganzheitliche Medizin	3-927344-07-9 3-927344-17-6
Bernard Auteroche et al.	Übungen zur Akupunktur und Moxibustion	Hippokrates	3-7773-1061-1
Claus C. Schnorrenberger	Lehrbuch der chinesischen Medizin für westliche Ärzte Stechen und Brennen Spezielle Techniken der Akupunktur und Moxibustion Therapie mir Akupunktur, 1 Therapie mit Akupunktur, 2 Therapie mit Akupunktur, 3	Hippokrates	3-7773-0730-0 3-7773-0657-6 3-7773-0397-6 3-7773-0975-3 3-7773-0976-1 3-7773-0720-3
Raymund Pothmann	Systematik der Schmerzakupunktur	Hippokrates	3-7773-1137-5

Walter Binder	Klassische Akupunktur	Verlag Naturmedizin	3-9800985-0-8
Bischko / Kitzinger / Nissel	Akupunktur für weit Fortgeschrittene	Haug Verlag	3-7760-0799-0

TCM Literatur, Atlas

Claudia Focks	Atlas Akupunktur	Gustav Fischer	3-437-55370-4
Hans P. Ogal	Seirin Bildatlas der Akupunktur	Könemann Verlagsgesellschaft mbH	3-8290-2995-0

TCM Literatur, Zang Fu

Gertrude Kubiena	Chinesische Syndrome	Verlag Wilhelm Maudrich	3-85175-653-3
J.J. Kleber	Traditionelle chinesische Medizin	Müller & Steinike	3-87569-015-X
Erich Wühr	Chinesische Syndromdiagnostik	Verlag Ganzheitliche Medizin	3-927344-31-1

TCM Literatur, Fallbeispiele und Kasuistiken

Raymund Pothmann	33 Fallbeispiele zur Akupunktur aus der VR China	Hippokrates	3-7333-1143-X
Hugh Mac Pherson et al	Akupunktur in der Praxis	Verlag für Ganzheitliche Medizin	3-927344-38-9
Li Xuemei	Erkrankungsmuster und ihre praktische Anwendung in der Akupunktur	MLV Uelzen	3-88136-192-8
Josef Fallbacher	Akupunktur aus China	Verlag Wilhelm Maudrich	3-85175-738-6

TCM Literatur, Psychologie

Name des Autors	Titel	Verlag	ISBN
Klaus Dieter Platsch	Psychosomatik in der Chinesischen Medizin	Urban & Fischer	3-437-56110-3

TCM Literatur, Pulsdiagnose

Name des Autors	Titel	Verlag	ISBN
Franz Thews	Pulsdiagnose nach den Regeln der TCM	Hippokrates	3-8304-5305-1
Antje Brockmüller	Traditionelle Chinesische Pulsdiagnose	Verlag Müller & Steinike, München	3-87569-181-4
Tien Trinh, Petra Klassen	Pulsdiagnose in der TCM	Haug	3-8304-7124-6
Heping Yuan	Chinesische Pulsdiagnostik	Urban & Fischer	3-437-56070-0
Bob Flaws	Chinesischen Pulsdiagnose	Verlag für Ganzheitliche Medizin	3-927344-48-6

TCM Literatur, Zungendiagnose

Name des Autors	Titel	Verlag	ISBN
Barbara Kirschbaum	Atlas und Lehrbuch der Chinesischen Zungendiagnostik	Verlag für Ganzheitliche Medizin Band 1 Band II	3-927344-25-7
Giovanni Maciocia	Zungendiagnose in der chinesischen Medizin	MLV Uelzen	3-88136-178-2

TCM Literatur, Gynäkologie

Name	Titel	Verlag	ISBN
Giovanni Maciocia	Die Gynäkologie in der Chinesischen Medizin	Verlag für Ganzheitliche Medizin	3-927344-30-3
Hua Zou Andrea Mercedes Riegel	Akupunktur bei Blutungsstörungen und Zyklusanomalien	Haug Verlag	3-8304-7075-4
Yu Jin	Gynäkologie und Geburtshilfe in der chinesischen Medizin	MLV	3-88136-209-6
Bob Flaws	Schwester Mond	Verlag für Traditionelle Chinesische Medizin Dr. Erich Wühr	3-927344-05-2

TCM Literatur, Sucht

Name	Titel	Verlag	ISBN
Gerhard Jedicke	Sucht-Therapie mit Akupunktur	Selbstverlag Gerhard Jedicke	3-9801607-0-X
Edwin Oudemas	Akupunktur in der Alkohol- und Drogenentzugbehandlung	Antilla Medizin Verlage	3-929891-04-2

Allgemeine Literatur

Duale Reihe	Autoren	Verlag	ISBN
Psychiatrie und Psychotherapie	Hans Jrügen Möller et al.	Thieme	3-13-128542-7
Innere Medizin	A. und K. Bob	Thieme	3-13-128751-9
Orthopädie	Fritz U. Niethard et al.	Thieme	3-13-130814-1
Gynäkologie	Manfred Stauber et al.	Thieme	3-13-125341-X

Psychologische Literatur

Name des Autors	Titel	Verlag	ISBN
Hans-Ulrich Wittchen	Handbuch Psychologische Störungen	Beltz, PsychologieVerlagsUnion	3-621-27395-6
Hans Jürgen Möller et al.	Psychiatrie und Psychotherapie	Thieme Verlag	3-13-128542-7
Hautzinger Martin	Klinische Psychologie	Beltz Verlag	3-621-27458-8

Gynäkologie Literatur

Name des Autors	Titel	Verlag	ISBN
Schmidt-Mattheisen	Gynäkologie und Geburtshilfe	Schattauer	3-7945-1720-2

Bücher in englischer Sprache

Name des Autors	Titel	Verlag	ISBN
Unbekannt	Advanced Textbook on TCM, Vol. I Vol. II Vol. III Vol. IV	New World Press	7-80005-195-1 7-80005-262-1 7-80005-296-6 7-80005-301-6
Cheng Xinnong	Chinese Acupuncture and Moxibustion	Foreign Languages Press	7-119-00378-X
Liu Gongwang	Techniques of Acupuncture and Moxibustions	HuaXia Publishing House	7-5080-1597-5
Hou Jinglum	Acupuncture and Moxibustion Therapy in Gynecology and Obstetrics	Beijing Science & Technology Press	7-5304-1741-X/R.311

	Standard Acupuncture Nomenclature Part 1 Revised Edition	WHO Regional Office for the Western Pacific Manila, Philippines	
Wang Deshen	Manual of International Standardization of Acupuncture (Zhenjiu) Point Names	Unbekannt	7-117-00511-4/R.512
	The Illustrated yellow Emperor`s Canon of Medicine	Dolphin Books	7-80051-817-5
Hou Jinglum	Traditional Chinese Treatment for Diseases of Orthopedics and Traunatology	Academy Press	7-5077-1300-8/R.251
Hou Jinglun, Zhang Ou	Traditional Chinese Treatment for Ophthalmic Diseases	Academy Press	7-5077-1237-0/R.225
	Essentialos of Chinese Acupuncture	Foreign Languages Press	7-119-00240-6
Chen Youbang & Deng Liangyue	Essentials of Contemporary Chinese Acupuncturists´Clinical Experiences	Foreign Languages Press	0-8351-2267-0 7-119-01042-5

Dictionary

Titel	Verlag	ISBN
Classified Dictionary of Traditional Chinese Medicine	New World Press	7-80005-226-5
Chinese – English Dicrionary of Traditional Chinese Medicine		7-177-02306-6
I llustrated Dictionary of Chinese Acupuncture	Sheep´s Poblications (HK) Ltd.	962 06 0287 0

A Chinese – English Dictionary of Acupunkture and Moxibustion	Huaxia Publishing House	7-5080-1377-8
Dictionary of Acupuncture & Moxibushing	Shuai Xuezhong Hunan Science & Technology Press	7-5357-2046-3
Chinese-English Illustration of Commonly used Methods of Locating the Acupoints	Shandong Science and Technollgy Press	7-5531-1723-9
Acupuncture Treatment of Common Diseases	The Poeple`s Medical Publishing House	7-117-00869-5/R.870

Literaturverzeichnis Thews-Verlag

Thews-Verlag Grosswiesenstr. 16 78591 Durchhausen	www.franz-thews.de
Alarmpunkte Franz Thews DinA4, 90 Seiten, Leimheftung ISBN: 3-936456-03-8	**Konzeptionsgefäß** Franz Thews DinA4, 160 Seiten, Leimheftung ISBN: 3-936456-01-1
Alkoholismus in der TCM Franz Thews, Marika Jetelina DinA4, 57 Seiten, Leimheftung ISBN: 3-936456-18-6	**Lenkergefäß** Franz Thews DinA4, 153 Seiten, Leimheftung ISBN: 3-936456-00-3
Augenblicke, besser sehen mit TCM Franz Thews, Marika Jetelina DinA4, 80 Seiten, Leimheftung ISBN: 3-936456-22-4	**Leicht Leben, Abnehmen mit System** Franz Thews, Marika Jetelina DinA4, 120 Seiten, Leimheftung ISBN: 3-936456-21-6
Essstörungen in der TCM Franz Thews, Marika Jetelina DinA4, 94 Seiten, Leimheftung ISBN: 3-936456-16-X	**Mit Haut und Haaren** Franz Thews, Marika Jetelina DinA4, 259 Seiten, Leimheftung ISBN: 3-936456-25-9
Gynäkologie in der TCM Franz Thews, Marika Jetelina DinA4, 543 Seiten, Leimheftung ISBN: 3-936456-13-5	**Nomenklatur der Akupunkturpunkte** Franz Thews DinA5, 32 Seiten, broschürt ISBN: 3-936456-05-4
Innere Medizin in der TCM Franz Thews, Marika Jetelina DinA4, 485 Seiten, Leimheftung ISBN: 3-936456-09-7	**Pharmakologie** Udo Fritz DinA4, 84 Seiten, Leimheftung ISBN: 3-936456-19-4
	Qi das Aktivpotential Markus Ritz DinA4, 129 Seiten, Leimheftung ISBN: 3-936456-15-1
	Schabemethode, Gua Sha Fa in der TCM Franz Thews DinA4, 120 Seiten, Leimheftung ISBN: 3-936456-07-0

Schmerzbehandlung in der Orthopädie Franz Thews, Marika Jetelina DinA4, 347 Seiten, Leimheftung ISBN: 3-936456-09-7	
Schröpfen in der TCM, Ba Guan Fa Franz Thews, Marika Jetelina DinA4, 204 Seiten, Leimheftung ISBN: 3-936456-23-2	
Transportpunkte, 4. Auflage Franz Thews DinA4, 163 Seiten, Leimheftung ISBN: 3-936456-02-X	
Willkommenheißen der Wohlgerüche Franz Thews, Marika Jetelina DinA4, 62 Seiten, Leimheftung ISBN: 3-936456-24-0	
Zang Fu Syndrome in der TCM Franz Thews DinA4, 120 Seiten, Leimheftung ISBN: 3-936456-06-2	
Zungendiagnose in 54 Bildern Marika Jetelina DinA4, 85 Seiten, Leimheftung ISBN: 3-936456-14-3	

Weitere Verlagsveröffentlichungen von Thews

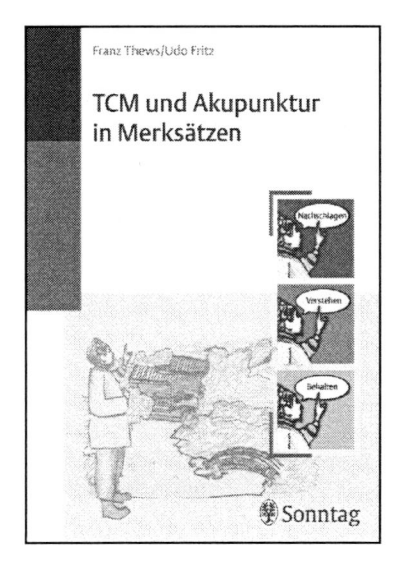

TCM und Akupunktur in Merksätzen
Thews, Franz / Udo, Fritz

Die theorienahen Merksätze veranschaulichen das Wesen der Traditionellen Chinesischen Medizin und spiegeln diese in wunderbar formulierten Merksätzen wieder. 240 Seiten, 73 Tabellen, 19 Abbildungen.

ISBN 3-8304-9130-1

Hör-CD-Verzeichnis Thews-Verlag

Einführung in die TCM Franz Thews Hör-CD, 45 Minuten ISBN: 3-936456-99-2	Xie Xie, Durchfall in der TCM Franz Thews Hör-CD, 45 Minuten ISBN: 3-936456-90-9
Sternenpunkte nach Ma Dan Yang Franz Thews Doppel-Hör-CD, 90 Minuten ISBN: 3-936456-98-4	Shi Mian, Schlafstörungen in der TCM Franz Thews Hör-CD, 45 Minuten ISBN: 3-936456-89-5
Epigastrische Schmerzen Franz Thews Hör-CD, 45 Minuten ISBN: 3-936456-97-6	Enuresis, Bettnässen in der TCM Franz Thews Hör-CD, 45 Minuten ISBN: 3-936456-88-7
Ohrakupunktur nach Thews Franz Thews Hör-CD, 45 Minten ISBN: 3-936456-96-8	Bian Bi, Obstipation in der TCM Franz Thews Hör-CD, 45 Minuten ISBN: 3-936456-87-9
Pathogene Faktoren in der TCM Franz Thews Hör-CD, 60 Minuten ISBN: 3-936456-95-X	Lernstörungen in der TCM Franz Thews Hör-CD, 45 Minuten ISBN: 3-936456-86-0
Feng, der Wind in der TCM Franz Thews Dreifach-Hör-CD, 120 Minuten ISBN: 3-936456-94-1	Tou Tong, Kopfschmerzen in der TCM Franz Thews Doppel-Hör-CD, 90 Minuten ISBN: 3-936456-85-2
Gua Sha Fa, die Schabemethode Franz Thews Hör-CD, 45 Minuten ISBN: 3-936456-93-3	Raucherentwöhnung in der TCM Franz Thews Hör-CD, 45 Minuten ISBN: 3-936456-84-4
Tong der Schmerz in der TCM Franz Thews Doppel-Hör-CD, 90 Minuten ISBN: 3-936456-92-5	Reflexzonen Franz Thews Hör-CD, 45 Minuten ISBN: 3-936456-83-6
Bi Yuan, Rhinitis in der TCM Franz Thews Hör-CD, 45 Minuten ISBN: 3-936456-91-7	Leber Qi Stagnation Franz Thews Hör-CD, 45 Minuten ISBN: 3-936456-82-8

Dämonenpunkte, Gui in der TCM Franz Thews Hör-CD, 45 Minuten ISBN: 3-936456-81-X	Dysmenorrhoe in der TCM Franz Thews Hör-CD, 45 Minuten ISBN: 3-936456-72-0
Senile Demenz in der TCM Franz Thews Doppel-Hör-CD, 90 Minuten ISBN: 3-936456-80-1	Lendenwirbelsäulenschmerzen in der TCM Franz Thews Hör-CD, 45 Minuten ISBN: 3-936456-71-2
	Sexuelle Störung der Frau in der TCM Franz Thews Hör-CD, 45 Minuten ISBN: 3-936456-70-4
Tinnitus in der TCM Franz Thews Hör-CD, 45 Minuten ISBN: 3-936456-78-X	Sexuelle Störung des Mannes in der TCM Franz Thews Hör-CD, 45 Minuten ISBN: 3-936456-69-0
Sterilität der Frau in der TCM Franz Thews Hör-CD, 45 Minuten ISBN: 3-936456-77-1	
Terminalpunkte in der TCM Franz Thews Doppel-Hör-CD, 90 Minuten ISBN: 3-936456-76-3	
Sterilität des Mannes in der TCM Franz Thews Hör-CD, 45 Minuten ISBN: 3-936456-75-5	
Prämenstruelles Syndrom in der TCM Franz Thews Hör-CD, 45 Minuten ISBN: 3-936456-74-7	
Klimakterisches Syndrom in der TCM Franz Thews Hör-CD, 45 Minuten ISBN: 3-936456-73-9	

Die Autoren

Markus Ritz, Heilpraktiker, geboren 1972.

Seine therapeutische Laufbahn begann Markus Ritz als Masseur und erlangte eine hohe Professionalität an diversen Kliniken sowie in Massagepraxen.

Erfolgreiche Therapeutentätigkeit in eigener Praxis mit Schwerpunkt Traditionelle Chinesische Medizin.

Spezialisierung auf Traditionelle Chinesische Medizin bei Franz Thews, sowie Kampfsport.

Fachautor im Bereich der Traditionellen Chinesischen Medizin.

Marika Jetelina, Heilpraktikerin und Diplommusiklehrerin, geboren 1977. Studium der Traditionellen Chinesischen Medizin in In- und Ausland, mehrere Reisen an unterschiedliche chinesische Kliniken, Hochschulen und Universitäten runden ihr therapeutisches Profil ab. Sie arbeitet mit Schwerpunkt Traditionelle Chinesische Medizin.

Spezialisierungen im Bereich der chinesischen Diagnostik und psychosomatischen Erkrankungen runden ihr Fachwissen ab.

Marika Jetelina arbeitet als Autorin und Dozentin. Im Bereich der Traditionellen Chinesischen Medizin hat Frau Jetelina mehrere Bücher veröffentlicht.

Zahlreiche Fachpublikationen im Bereich der chinesischen Medizin und Akupunktur.

Sie leitet neben Ihrer Praxis ein Zentrum für Körperbewegung. Hier führt Sie regelmäßig Kurse in Tai Chi und Qi Gong durch.

Weitere Empfehlungen

Weitere Darstellungen über Therapieansätze in der Traditionellen Chinesischen Medizin sowie praktische Ausführungen nach westlich orientierter Diagnose finden Sie auf der Web-Seite:

www.franz-thews.de

Hier finden sie fachspezifische Themen in strukturierter Weise aufgebaut mit Darstellung von Mustern und bewährten Therapiekonzepten.

Diese können einfach als .pdf-Datei heruntergeladen werden.

Folgende Fachbereiche werden mit zahlreichen Unterkapiteln vorgestellt:

- TCM-Datenbank, Gynäkologie
- TCM-Datenbank, Innere Medizin
- TCM-Datenbank, Orthopädie
- TCM-Datenbank, Psychosomatische Medizin